AF298022

NOTICE

SUR

L'ART DE SE GUÉRIR SOI-MÊME

AVEC CERTITUDE

PAR LA MÉDECINE DE LA NATURE RENDUE A LA FAMILLE

OU LA

Solution du problème de la médecine enfin trouvée et exposée aux gens du monde

(INTRODUCTION AU *GUIDE DU MALADE*, 3ᵐᵉ édition, sous presse.)

Par HUREAUX

La maladie n'est plus un mystère,
Ni la guérison une conjecture.

DEUXIÈME ÉDITION

Prix : 50 centimes

A PARIS

AU BUREAU DE LA LIBRAIRIE DU GUIDE DU MALADE

RUE DU CHATEAU-DEAU, Nº 52

GERMER-BAILLIÈRE, 17, RUE DE L'ÉCOLE-DE-MÉDECINE

DENTU, PALAIS-ROYAL, GALERIE D'ORLÉANS, 13 ET 17

Et chez les principaux libraires.

1861

NOTICE

SUR LA

Solution du problème de la Médecine
enfin trouvée, et sur l'œuvre libératrice de l'humanité souffrante
exposées

DANS

LE GUIDE DU MALADE [1]

Pour se guérir soi-même avec certitude par la médecine de la nature régénérée
et rendue à la famille,

Par HUREAUX

Ancien pharmacien à Paris, auteur de la Réforme rationnelle de la Pharmacie, du Traité de l'art de reconnaître les falsifications industrielles, etc. — Depuis qu'il s'est retiré à la campagne : Auteur de la Médecine éliminative ou l'Art de se guérir avec certitude enseigné par la nature.

I

Les constantes guérisons, les faits acquis, la simplicité et l'innocuité des moyens, le bon sens et la raison évidente prouvent que la médecine de la nature régénérée vient :

Tarir la source de toutes les maladies; — guérir celles qui existent; — préparer les mères à enfanter sans danger et avec moins de douleurs; — assurer de beaux et vigoureux enfants; — les amener à la puberté sans avoir connu la maladie; — faire circuler dans l'âge mûr la sève de la jeunesse; — préparer une vieillesse exempte d'infirmités; — enfin rendre à la durée de la vie ses limites naturelles.

(*Le Guide du Malade.*)

Il est bien vrai que la médecine si simple de la nature, rendue à la famille, donne pouvoir à l'humanité de secouer pour toujours le joug de la maladie et de briser enfin ses chaînes de douleurs.

C'est la force seule de l'habitude qui nous a fait longtemps considérer la maladie comme un mal inévitable, comme un attribut obligé de l'homme, comme une nécessité fatale. Dieu pouvait-il nous rendre les éternelles victimes de la maladie, quand celle-ci est une violation des lois de la vie, œuvre même de Dieu?

Non, la maladie n'est pas un mal inévitable, inhérent à notre nature.

(1 Sous presse, la troisième édition du *Guide du Malade*, considérablement augmenté, un volume in-8°.

C'est le fait monstrueux d'une civilisation barbare et ignorante, qui doit disparaître entièrement des flancs de l'humanité, comme disparaissent les bêtes féroces des contrées sauvages, à mesure que l'homme s'y établit en société.

Si la maladie, ravisseur de nos droits à la santé, a perpétué jusqu'à nous une usurpation qui rappelle simplement pour l'humanité son inexpérience de la matière et des éléments, la faute vient de plusieurs de ceux qui avaient été envoyés pour nous en délivrer plus tôt, et qui en sont devenus les complices.

Et ces hommes égarés avaient jeté sur nous un voile si épais d'ignorance, que nous avions perdu jusqu'aux dernières traces de la nature prévoyante dans ses voies et moyens infaillibles de guérison, sur lesquels ils s'appliquaient à déverser le ridicule et le mépris avec une sorte de fureur. Résignés, nous subissions, sans nous plaindre, les angoisses et les tortures du mal, avec lequel il fallait fatalement vivre et mourir dans les déchirements et les séparations prématurées de la famille. C'était bien le règne de Satan. Et nous étions comme un peuple tombé dans l'imbécillité, abruti par une longue tyrannie.

Oui, bon nombre de médecins, ces prêtres du corps, dépositaires de l'art divin, surtout les princes de la science qui ont marqué leur époque par l'éclat du génie ou de l'érudition, au lieu de venir tarir la source de nos maux, se sont rendus les complices de la maladie.

Au dépôt sacré de l'art si simple de guérir qu'ils avaient reçu, ils ont substitué le chaos de leur science; et, dans le culte de cette fausse divinité, ils se sont placés eux-mêmes sur l'autel pour recevoir les adorations de l'ignorance des gens du monde crédules, soumis et jugés incapables d'atteindre jamais les hauteurs de l'enseignement officiel.

Ah! si tout le monde voyait le mal causé par l'orgueil et l'aveuglement de ces faux-prêtres, et tout le bien qu'ils auraient pu faire et qu'ils n'ont pas fait!... Quelle grande et profonde plaie sociale!... C'est seulement en nous instruisant et en nous débarrassant de nos préjugés que nous pouvons la guérir.

C'est pour marcher vers ce but que notre entreprise a pour objet de faire reconnaître aux gens du monde la véritable médecine de la nature, perdue dans le chaos de la science classique, et retrouvée par le simple bon sens; de faire rentrer dans l'éducation domestique l'art si simple et si naturel de se guérir soi-même avec certitude; de publier la formule des médicaments qui sont les agents de guérison de la médecine de la nature rendue à la famille.

Malades et valétudinaires des villes et des campagnes, quittez les préjugés et les erreurs funestes de la médecine ordinaire qui entretient, prolonge et vous prépare de mortelles maladies. Ouvrez les yeux à la lumière qui vous arrive. C'est l'heure, pour ceux qui souffrent, d'un réveil salutaire. Reconnaissez vous-mêmes, vous le pouvez avec le seul bon sens commun, que la maladie n'est plus un mystère, ni la guérison un problème, et vous réaliserez de longues espérances perdues en vous rendant vous-mêmes la santé.

Peuples, prêtez toute votre attention et votre intelligence à la vérité; il y va de votre intérêt le plus cher : la santé et la vie. Soulevez par votre instruction le noir bandeau qui cache encore à vos yeux la médecine consolatrice de la nature, si simple, si limpide, et vous comprendrez que la médecine homicide des systèmes, vous. . . . . qu'elle fait de vous une immense pépinière de malades. Rome a eu bien raison, durant six siècles, d'interdire aux médecins l'entrée de ses murs.

Le réveil a déjà lieu heureusement. Notre époque est féconde en longs efforts de l'humanité pour secouer la plus funeste indifférence.

En effet, l'enseignement de la médecine quitte déjà la chaire des Facultés pour rentrer dans le sanctuaire de la famille. L'art de guérir se dégage du dédale de la science conjecturale et se simplifie pour s'adapter au sentiment éclairé de notre conservation personnelle. Chacun devient le médecin de soi-même pour se conserver ou se rétablir la santé avec quelques remèdes dépuratifs éliminateurs, comme on entretient la vie avec les aliments.

Telle est la révolution médicale amenée par le travail des siècles, préludée déjà par deux générations, et devenue le grand objet de cette œuvre de vérité, et de délivrance de la maladie.

Des hommes éprouvés accepteront avec moi cette tâche du présent et de l'avenir.

Si je me suis élevé avec quelque véhémence contre le corps médical, au spectacle accusateur et navrant de l'humanité entière, dont en moyenne quatre personnes sur cinq sont privées d'une bonne santé, je ne puis y comprendre ceux des médecins qui transmettent ou pratiquent de bonne foi et avec sincérité la science telle qu'ils la tiennent de l'autorité de leurs maîtres.

Mais plusieurs travaillent à replacer la lumière sous le boisseau et à nuire par tous les moyens à l'audacieux qui a arraché le voile du temple. Cet audacieux ne les craint pas ; il remplit son devoir envers l'humanité qui n'est pas faite pour être exploitée (1), mais pour être servie.

Que les gens du monde n'oublient pas que s'ils sont étrangers à la nouvelle tour de Babel et à la nouvelle confusion des langues de la mé-

---

(1) Voir page 11 et suivantes de cette brochure.

decine des docteurs, ils portent en eux les germes de la médecine de
la nature, qui ne demandent qu'un peu de lumière pour se développer
et former des médecins iufaillibles pour eux-mêmes et pour leur famille.

Des personnes, oubliant qu'elles sont elles-mêmes les meilleurs juges
en ces matières d'éducation toute domestique, veulent s'en rapporter
à l'opinion de leur médecin sur la vérité dont nous avons reçu le dépôt, parce qu'il jugera mieux, selon elles, sur des matières à lui connues?
Erreur! trois fois erreur!

C'est des médecins que l'Écriture semble avoir voulu dire : « Ils ont
des yeux et ne voient pas, ils ont des oreilles et n'entendent pas. »

C'est la fausse application de la chimie et d'autres sciences à la médecine, par l'assimilation des propriétés de la matière inerte aux phé-
nomènes de la vie, qui a donné à la science médicale classique son tem-
pérament de l'erreur passé dans la constitution des médecins, dont les
jugements incertains ne sont plus les nôtres; constitution morbide,
moralement parlant, qui les rend sourds au langage de la nature vivante,
et aveugles devant le spectacle animé où nous trouvons nos enseignements véridiques.

Par exemple, nous sommes en pleine campagne où croissent et
vivent nos innocentes et salutaires plantes dépuratives. La forme des
feuilles, la couleur des fleurs, leur physionomie, leur goût et leur arôme
nous parlent et nous montrent, dans chaque espèce, des propriétés par-
ticulières, des vertus spéciales, comme l'âme qui anime chaque être
a son caractère propre.

Survient le médecin savant. Sera-t-il sensible à ce langage de la nature? Nullement; il ne tiendra aucun compte de la vie qui anime ces
plantes; il les soumettra tour à tour au creuset de l'analyse, et il en reti-
rera, pour toutes, les mêmes principes constituants, preuve évidente
pour lui qu'elles n'ont aucune propriété particulière ou spéciale, puisque
la chimie n'y a trouvé aucune trace matérielle qui le constate. Malheureu-
sement, notre savant oublie qu'il opère sur la nature morte et qu'il ne
peut constater la vie, qui échappe à ses grossiers appareils. C'est toujours l'histoire du chirurgien qui affirme que l'homme n'a pas d'âme,
parce qu'il ne l'a jamais trouvée dans ses dissections sous le scalpel.

Le sens commun perd ses droits devant ce culte aveugle de la matière.
Les médecins n'étant plus les interprètes de la nature vont jusqu'à nier
la maladie qui ne leur fournit pas les preuves matérielles de son existence. C'est ainsi qu'ils traitent d'imaginaires de pauvres malades qui
n'osent plus dire qu'ils souffrent. Le principe de la maladie n'est-il pas
subtil comme celui de la vie? et ne suffit-il pas qu'il se manifeste,
même sous les formes les plus abstraites d'une imagination timorée,

pour reconnaître qu'il existe. Soyez persuadé que ces frayeurs sont toujours un avertissement des sentinelles gardiennes de la vie, et qu'il faut y prendre garde.

La science classique des médecins n'opère que sur la nature morte, et leur langage savant ignore la vraie vie. Habitués à tout voir à travers le faux prisme de la science matérialisée sans limites, ce serait donc une grande erreur que d'ériger les médecins en juges de la science vivante et fonctionnante de la nature. Les morts peuvent-ils juger les vivants ?

Au contact des choses de la mort, le cœur se glace, l'âme tombe peu à peu en léthargie et se retire à son insu du concert de la vie universelle, c'est la situation de la Médecine des Facultés et des Académies.

Mais la vie dévolue à l'humanité ne baisse pas pour cela. Elle se retire souvent d'un point pour se reporter sur un autre. En ce moment elle s'accumule sur des hommes indépendants qui aiment, sentent et reconnaissent la vérité et qui, répandant la lumière, vont servir de phares dans la nuit médicale où vivent plongées les masses.

Les temples de la vieille médecine resteront avec leurs dévots. Mais la révolution médicale s'accomplira sous la voûte du ciel, à la face du soleil avec l'aide de tous les hommes de progrès, de cœur et d'intelligence, et avec le concours des médecins de bonne volonté.

Par je ne sais quel enchaînement de faits inévitables, cette œuvre nouvelle, ne pouvant s'adresser à la fortune oisive, s'est abaissée jusqu'à moi pour venir se formuler sous ma plume, et prendre un corps modeste dans ma campagne de la vallée de Pontvoisin devenue le berceau de la médecine régénérée.

Mon regret a été grand d'abord de ne pouvoir lui offrir, à elle, si noble et si utile, que mon travail, mon dévouement, et un asile transformé en laboratoire de pharmacie et en comptoir d'expéditions.

Depuis, j'ai compris que les médicaments établissant les conditions matérielles nécessaires de l'existence de la vraie médecine naturelle, il n'y a pas de raison pour qu'elle s'abstienne de puiser dans leur débit de légitimes profits, afin de pouvoir se développer et se produire.

Mais l'entreprise libératrice de l'humanité souffrante reste, pour les regards superficiels, un établissement commercial de médecine et de pharmacie. C'est que nous sommes soumis à des règles d'échange et de relation, qu'il n'est pas donné à l'initiative privée de changer dans notre ordre social. Après tout, l'industrie et le commerce ne sont-ils pas les plus grands civilisateurs des temps actuels. L'intérêt particulier ne dessert-il pas l'intérêt général, et l'un et l'autre ne sont-ils pas unis dans une étroite solidarité.

La culture des plantes et les laboratoires spéciaux fondés dans la vallée de Pontvoisin, consacrent la vérité médicale par la pureté des remèdes.

Il ne pouvait entrer dans mes vues de me créer un monopole par le secret de mes formules de médicaments.

J'ai publié ces formules dans le *Guide du Malade*.

Je devais cette preuve de désintéressement à la cause de ceux qui souffrent.

HUREAUX,

Visible les mardis, de 1 à 3 heures, à Paris, rue du
Château-d'Eau, n° 52, au bureau de la librairie
du *Guide du Malade*.

Afin de se rendre au vœu des personnes qui regrettaient la difficulté des communications de la Vallée de Pontvoisin, l'Entrepôt des médicaments provenant des cultures de plantes et des laboratoires de la Vallée de Pontvoisin est établi à Enghien, 25, Grande-Rue (30 minutes de Paris, ligne du Nord), où toutes les lettres et les demandes doivent être actuellement adressées à M. Hureaux et d'où partent les expéditions et correspondances.

La durée et les frais d'envois des médicaments sont insignifiants.

C'est pour éviter les équivoques et les contrefaçons subtiles, qu'on ne pourra se procurer les médicaments de la Vallée de Pontvoisin dans *aucune* pharmacie à Paris, à moins qu'on ne présente l'identité des étiquettes et les marques d'origine. Ces étiquettes et ces marques mentionnent les laboratoires et les cultures de la Vallée de Pontvoisin.

M. Hureaux croit devoir prévenir le public, qu'on vend journellement sous son nom des médicaments qu'il ne garantit pas.

On trouve dans le *Guide du Malade* la formule, le prix, le mode d'administration et les propriétés distinctives des médicaments qui constituent les traitements de la Médecine Éliminative, ou Éliminopathie; mais ils ne peuvent être délivrés sans ordonnance de médecins, avec les renseignements voulus. Le médecin attaché au dépôt principal des médicaments, donne l'ordonnance et remplit l'intention et les formalités de la loi.

Consultations et renseignements tous les jours, de 3 à 5 heures, rue de la Victoire, 9, à Paris, pour les traitements par la Médecine éliminative ou l'Art de guérir avec certitude enseigné par la nature.

INTRODUCTION

A la Médecine éliminative (1) (Eliminopathie).

Ou l'Art de guérir avec certitude toutes les maladies curables et beaucoup de maladies dites incurables, par l'usage des médicaments *éliminateurs* dépuratifs du sang, des humeurs et des solides préparés avec le suc des plantes sur les lieux mêmes de leur culture.

> Soustraire du corps ce qui est mauvais.
> Conserver et renforcer ce qui est bon.

La vie du corps de l'homme touche à de meilleures destinées. Nous avons à faire connaître la source intarissable de la santé enfin découverte, où chacun peut venir puiser. C'est de l'enseignement trop longtemps dédaigné des instincts de notre conservation que jaillissent à flots les moyens simples et naturels de délivrer l'humanité de la maladie.

Ces moyens nous donnent enfin la solution du grand problème de la médecine. Ils nous livrent le secret de guérir et de prévenir toutes les maladies avec certitude.

L'évènement, pour être accepté, ne demande ni croyance ni foi aveugle. Il s'adresse aux yeux, au bon sens, à la raison éclairée. Sans être docteur, on peut vérifier la solution du problème. La véritable médecine est la plus simple et la plus naturelle des choses. Elle existe toute faite dans la nature vivante ; mais la science erronée des écoles, perdant de vue l'*art*, son objet principal, pour des recherches plus brillantes, et s'écartant du but, a défiguré la médecine et l'a rendue méconnaissable au point de ne pouvoir elle-même la reconnaître dans sa modeste physionomie.

Pour nous, au contraire, qui subordonnons la science des écoles à l'enseignement de la nature, la médecine nous apparaît dans toute sa simplicité et dans son unité.

Les fonctions organiques de la vie nous démontrent clairement que les innombrables maladies qui assiégent le corps de l'homme sont primitivement autant de manifestations d'une *même* et *seule maladie*, quels qu'en soient les caractères, le siége et les appellations scientifiques.

L'art de guérir se trouve ramené à un tel état de simplicité, que son point de départ est l'*unité de maladie*, comme aussi l'*unité de cause*, et qu'il arrive à l'*unité de médication*.

---

(1) Un volume in-8º, prix : 1 fr. 50 c. — Ce petit ouvrage se trouve reproduit dans la 3e édition du *Guide du malade*. — Sous presse.

Cette triple unité forme le pivot de la vérité médicale.

Ces principes étant posés, avec la nature pour maître, le bon sens pour guide, la science classique pour auxiliaire, et, pour champ d'observations, la pratique, sans précédent peut-être, de cent cinquante mille ordonnances émanées des principaux médecins de Paris, exécutées par nous comme pharmacien, dans un temps, enfin et surtout les guérisons constantes obtenues par les médicaments éliminateurs, dépuratifs du sang, des humeurs et des solides, confirmant ces principes, nous déclarons et affirmons, en toute conviction et sincérité, que nous avons les moyens assurés d'atteindre le grand but complexe et consolant qui a pour effet :

De tarir la source de toutes les maladies ;

De guérir et non pallier celles qui existent, même les plus rebelles à la médecine ordinaire, hormis les lésions profondes des organes. et une constitution altérée dans tous les éléments de l'organisme ;

De préparer les mères à enfanter sans danger et avec moins de douleurs ;

D'assurer de beaux et vigoureux enfants ;

De les amener à la puberté sans avoir connu la maladie ;

De faire circuler dans l'âge mûr la sève vive de la jeunesse ;

De préparer une vieillesse exempte d'infirmités ;

Enfin, de rendre à la durée de la vie ses limites naturelles.

La médecine régénérée vient rendre à la vie et à la nature leurs droits violés par les docteurs de la science.

Les moyens d'obtenir ces résultats heureux et inespérés sont : 1° L'ÉLIMINATION de tous les principes de la maladie par les sécrétions naturelles, par l'exhalation et par les évacuations bien entendues des humeurs nuisibles ; 2° la conservation et la dépuration intelligente du sang ; 3° une alimentation réconfortante et des principes riches de vie ; 4° dans les cas compliqués ou négligés, des agents complémentaires, locaux et symptomatiques, puisés dans l'homœopathie et dans la médecine ordinaire. En résumé : *Soustraire du corps ce qui est mauvais, conserver et renforcer ce qui est bon.*

Ces vérités fondamentales sont nettement exposées dans la première partie de cet ouvrage qui a pour titre : *la Médecine éliminative, ou l'Art de guérir avec certitude, enseigné par la nature.* Cette première partie est suivie d'une publication intitulée : *Le Commencement des luttes de la Régénération médicale* (1). Cette dernière publication a eu lieu à l'occasion des cures (plus de mille arrivées en quelques mois) qui ont ému des médecins classiques, dont une association constituée a demandé devant les

---

(1) Voir un extrait, page 11 et suivantes de cette notice.

tribunaux une indemnité à l'auteur de ces guérisons, pour s'être permis de guérir leurs malades sans être médecin de la Faculté.

Mais, qu'est-ce qu'un médecin de la Faculté? Il faut bien s'entendre sur la valeur de ce titre et de ses droits. Celui-là n'est pas médecin parce qu'il se livre à des études d'histoire naturelle, de minéralogie, de botanique, de zoologie, de chimie, de physique, d'anatomie, de physiologie, de pathologie, de toxicologie, de médecine légale, de philosophie, etc. ; c'est simplement un savant, un légiste, un docteur, si vous voulez, et non un médecin. Le médecin c'est celui qui guérit. L'expérience a trop prouvé que toutes les sciences qui ont tenté de supprimer l'enseignement et l'instinct de la nature, n'ont pu atteindre le but de l'art de guérir, et l'ont même perdu de vue. C'est donc bien indûment que les docteurs de la science prétendent exercer un droit et un monopole sur les pauvres malades comme s'ils étaient leur propriété.

En effet, avec la vraie médecine naturelle, plus de savoir académique, plus de saignées, plus de diète forcée, plus de poisons pour remèdes, plus de science conjecturale, plus d'erreurs, ni d'obscurité, ni de mystères. Partout la lumière naturelle et l'évidence ! Partout, le seul jugement du bon sens ! Pour tous, la santé et la maladie connues dans leur essence même. Pour tous, le mal enfin vaincu devant la certitude de guérison.

Nous devons rappeler en passant que la médecine éliminative n'admet pas, comme la médecine ordinaire, des poisons (mercure, arsenic, vert-de-gris, opium, ciguë, etc.) dans la composition de ses remèdes ; mais exclusivement des matières végétales inoffensives.

Tout le monde peut aborder avec fruit la lecture de *la Médecine éliminative*. Ce n'est pas un système abstrait qui s'adresse à l'érudition des savants, mais une vérité simple portant avec elle le consentement de la saine raison. Au fond, c'est la synthèse générale des faits observés, des expérimentations analytiques et des sciences spéciales formant un faisceau lumineux pour nous démontrer les voies et moyens curatifs de la nature. Les sciences naturelle et physique, anatomique et physiologique, pathologique et thérapeutique, etc., justement rendues à leur rôle secondaire dans l'art de guérir, apportent chacune à ce faisceau le rayon de leur lumière spéciale, dégagée du bagage rebutant des mots techniques. Remises à leur place, ces sciences, par leur union harmonieuse, font jaillir la vérité palpable, comme toutes les couleurs et nuances arrivées à la fusion parfaite produisent la lumière blanche.

La médecine conjecturale des écoles se montre, des hauteurs de l'enseignement classique, inaccessible à l'intelligence du vulgaire, qui doit l'accepter ou la subir sans la comprendre. La médecine positive de la nature est acquise à tous. On en trouve l'enseignement dans l'instinct de sa conservation, dans les moyens naturels. On la retrouve dans les habitudes spontanées de la vie et dans la langue des hommes simples.

Quel est le lecteur impartial de *la Médecine éliminative* à qui n'échappent pas ces mots : « C'est vrai! c'est la vérité! » C'est que l'homme est naturellement le médecin de lui-même, et qu'il se reconnaît enfin docteur de la vraie médecine, de par la nature.

La médecine régénérée n'a donc rien de commun avec la langue inintelligible de la vieille médecine. Chacun la comprend avec une facilité inattendue.

Qu'on ne vienne plus dire que les hommes étrangers aux sciences spéciales n'ont rien à voir aux choses de la médecine : de la fausse médecine, soit ; mais la véritable médecine s'adresse à l'intelligence de tous, se place à la portée de tous, comme toute vérité simple et naturelle. De plus, elle s'appuie sur les faits. Elle offre à tous la preuve du philosophe qui se mit à marcher pour prouver le mouvement : pour prouver qu'elle est vraie, la médecine éliminative guérit.

Elle demande surtout à guérir les malades de tous les pays, et à être propagée. Nous ne faisons aucun secret (1). Une œuvre si intéressante pour l'humanité entière devrait être un sujet d'émulation pour les médecins de bonne volonté (2). Que des hommes indépendants viennent reconnaître, proclamer et faire fructifier la grande et consolante vérité dont nous sommes un trop faible écho !

Nous ne pouvons omettre de rappeler ici la saisissante confirmation de la théorie par notre pratique personnelle.

Pendant que nous écrivions le petit volume de *la Médecine éliminative*, bien que retiré à la campagne, nous avons eu la satisfaction, comme par un fait providentiel, de voir, jour par jour, la confirmation de la doctrine médicale, que nous avons ainsi rédigée sous la dictée des faits.

Notre nouvelle demeure, dans la belle vallée de Pontvoisin, s'est trouvée, bien contre notre attente, journellement envahie par des malades.

La plupart de ces malades avaient épuisé les ressources de la médecine ordinaire. Nous avons été étonné nous-mêmes des résultats obtenus par les moyens de la médecine éliminative. C'est de ces guérisons qu'il a été question plus haut au sujet des dénonciations et des procès des médecins et dont il est encore question plus loin.

---

(1) Nous avons publié le Formulaire de la Médecine éliminative.

(2) Depuis que ces lignes sont écrites, des docteurs ont prétendu exercer la médecine éliminative, et nous avons constaté, à regret, qu'ils opèrent sans renoncer aux préjugés ni aux erreurs de la science classique, avec des médicaments préparés hors des conditions voulues, et qu'ainsi ils altèrent et compromettent dans la pratique la saine médecine de la nature.

III

LE COMMENCEMENT DE LA VÉRITÉ AUX MÉDECINS SYSTÉMATIQUES
Défense contre la vieille médecine.

Extrait de la brochure :

LE COMMENCEMENT DES LUTTES DE LA RÉGÉNÉRATION MÉDICALE.

Le 28 août 1860, l'Association des médecins de Seine-et-Marne me dénonçait devant le tribunal de Meaux pour exercice illégal de la médecine, et me demandait des dommages-intérêts pour avoir guéri, en quelques mois, 6 à 700 malades qui étaient venus, dans ma retraite de la vallée de Pontvoisin, me demander la santé que ces médecins n'avaient pu leur rendre. — J'ai été condamné à une amende de 15 francs et à 200 francs d'indemnité envers les médecins, au lieu d'une somme très-importante qu'ils demandaient.

Ainsi, les médecins placent tous les arguments de leur défense dans une loi vieillie, qui condamne celui que la témérité de son dévouement pousse à guérir, à sauver ses semblables, et dans une jurisprudence qui laisse encore l'humanité souffrante au niveau d'une matière exploitable et monopolisée par la corporation médicale. — Entendez-vous les doctes médecins nous crier : Halte-là ; les malades nous appartiennent ; nous avons le droit de les laisser mourir, mais vous n'avez pas celui de les sauver ; sinon, nous vous demandons des dommages-intérêts. N'est-ce pas là une exploitation de l'humanité souffrante qui froisse bien des sentiments ?

Ainsi, vous voyez des médecins demander une indemnité parce qu'on porte préjudice à leurs intérêts en secourant les malheureux malades que, pour le moins, ils ne peuvent pas guérir, mais dont ils tirent un tribut à perpétuité. Je ne veux pas faire l'injure à tous les médecins, comme hommes, de les croire capables de demander de pareilles indemnités.

Me voyant attaqué, je dois me défendre pour faire triompher la grande vérité médicale dont je suis le dépositaire.

Je n'aurais jamais pris l'offensive ; mais je repousserai mes agresseurs avec le flambeau de la vérité. C'est leur faute, il fallait me laisser tranquille ; je préférais la voie pacifique.

Mes agresseurs me placent dans l'obligation de dévoiler la vieille médecine. Je signale le mal ; je respecte les personnes.

Surpris dans leur sommeil par les clartés nouvelles de la vraie science médicale, honteux de leur nudité, les médecins, endormis dans la routine, voudraient remettre sous l'éteignoir une lumière indiscrète ; mais l'ignorance du public est une monnaie qui n'a plus cours. L'intelligence et le bon sens populaire crient à ces hommes de la nuit : « Il est trop tard ! » En effet, la lumière s'est faite, les faits parlent, et la raison éclairée juge librement.

La médecine classique m'attaque ; elle me fait un procès, je me défendrai donc. Mais, avant de lui répondre, je lui demanderai : « Qui es-tu, toi qui me provoques, parce que je viens sauver les victimes de ta coupable incapacité ? »

En présence de la vraie médecine naturelle, en effet, toutes les maladies

dites chroniques et aiguës sont l'œuvre de la science des docteurs de la médecine conjecturale et empoisonneuse (1).

Il n'est pas plus difficile de conserver la santé avec des remèdes simples
appropriés, que d'entretenir la vie avec des aliments.

Au nom de la vraie médecine que je représente, je lui demande compte des
maladies innombrables qui accablent l'humanité, par suite de son aveugle
obstination. Pour lui faire son procès, je n'emploierai ni les dénonciations, ni
le mensonge, ni la calomnie. Je n'opèrerai pas surtout dans l'ombre, comme
mes honorables adversaires.

Mes armes, loyales, étincelantes de lumière, ne porteront avec elles rien que
la vérité, et le grand jour partout où elles frapperont. Mes adversaires eux-
mêmes pourront en faire leur profit pour s'éclairer.

La loi sur laquelle je m'appuierai ne sera pas une loi relative et temporaire,
ni une lettre morte en contradiction avec les bons sentiments de la nature, ni
en opposition avec des actes d'humanité et de dévouement.

Ma loi sera la loi de tous les pays et de tous les temps, loi absolue et éter-
nelle, non écrite dans nos codes, mais gravée dans toutes les âmes par Dieu
lui-même.

Le jugement à intervenir ne sera pas celui de quelques magistrats très-
respectables, obligés d'appliquer la loi de leur pays, magistrats que je vénère
personnellement ; mais celui sans appel de haute et suprême justice, la con-
science publique, qui siége dans les conseils de Dieu.

Voici que les accusations se pressent contre la défaillante médecine, se disant
docte et savante, qui a si longtemps régné sur l'ignorance et sur la confiance
aveugle des hommes.

Au commencement, la médecine reçut en tutelle l'humanité mineure. Il y a
vingt-trois siècles, surtout, que le divin vieillard de l'île de Cos, Hippocrate,
lui légua le riche héritage de son génie médical. La médecine reçut les élé-

---

(1) Ce point de vue de la réforme médicale recevra tous les éclaircissements que comporte
sa gravité, dans une prochaine publication dont celle-ci est la préface. Le doute ne sera
plus permis, même aux personnes qui n'ont jamais pénétré dans le chaos de la médecine
classique, et qui ne connaissent de la médecine que les allures doctorales ou les rapports
polis de médecins à malades.

Il faut tout de suite s'entendre sur la valeur de certains mots. Celui-là n'est pas médecin
qui se livre à des études transcendantes d'histoire naturelle : minéralogie, botanique, zoologie ; de chimie ; de physique ; d'anatomie ; de physiologie ; de médecine légale ; de philosophie, etc. C'est simplement un savant, un philosophe, un légiste, un docteur, si vous
voulez, et non un médecin.

Le médecin, c'est celui qui ne quitte point le chevet du malade qu'il veut modestement
guérir, en secondant la nature dans ses voies infaillibles de guérison. Dans l'origine, médecine est synonyme de purifier, éliminer.

Mais depuis que, par une ambitieuse et criminelle déviation, la médecine s'est obstinée à
vouloir trouver, en dehors de la nature, des voies de guérison dans les sciences naturelles,
dans la chimie, dans la physique, dans les mathématiques, dans la physiologie, dans la philosophie, etc., enfin dans des lambeaux de science plus ou moins sophistiqués, méthodes,
théories, systèmes, doctrines, la science conjecturale des docteurs-médecins, s'est faite homicide, en outrageant la nature, et en causant plus de ravages sur l'humanité que la maladie
elle-même. Cette médecine savante n'est plus la médecine, et ses docteurs ne sont plus des
médecins. On trouve ici l'explication de cette anomalie, d'humbles officiers de santé incompa-
rablement supérieurs, au lit du malade, à nos érudits et brillants professeurs des facultés de
médecine.

ments naturels de l'art qui devait bien entretenir la santé et former le corps de son pupille, l'enfant collectif humanitaire.

Aujourd'hui, l'humanité, majeure, demande des comptes à sa tutrice. Quel usage a-t-elle fait de son grand dépôt de la santé publique et de sa longue autorité?

Tu ne m'as pas guérie, lui reproche aujourd'hui l'humanité, et je suis malade, plus malade qu'aux jours de mon enfance; tu n'as pas laissé prendre de force à mon corps débile, et je chancelle; tu m'as refusé les aliments nécessaires; tu as bu mon sang pour te nourrir, et je suis tombée dans un état de langueur qui me livre en pâture à la maladie, et me retient enchaînée à ton pouvoir inhumain; je languis dans la fièvre et la douleur; je pourris sous le pus de mes ulcères; tu nourris ma maladie de l'infection des excréments qui me brûlent le corps et me dévorent les entrailles; mon sang est en feu; au lieu de le rafraîchir en l'épurant, tu me le soustrais. Regarde tout mon corps, il est couvert de plaies et criblé de maux internes, et mes organes sont épuisés!

L'humanité souffrante continue ses accablants reproches, adressés à la médecine classique, son ancienne tutrice.

Tu as méprisé les enseignements que ne cessait de te donner ma bonne mère, la nature. De siècle en siècle, des hommes, porteurs de la lumière, sont venus pour t'éclairer et te faire rentrer sur le droit chemin. Comment as-tu reçu ces messagers de vérité? Tu les as méconnus, et, tour à tour, persécutés! Mais tu as persisté dans ton aveuglement, inaccessible aux clartés d'en haut, sourde à la voix de la nature qui te criait: « Pitié pour moi! » Tu as continué de verser mon sang, et comme, inquiète, tu l'interrogeais dans la sanglante cuvette, il te répondait: « Horreur! »

Ta lancette ne s'est pas arrêtée devant mes défaillances qui protestaient, et tu soutirais plus encore la vie de mes veines. Je te demandais à manger, pour compléter ton œuvre systématique et impie, tu me laissais mourir de faim. Au lieu de chasser au dehors le mal qui me dévorait, tu le concentrais au dedans, comme le loup qu'on enferme dans la bergerie. Si la nature prévoyante voulait le chasser, au lieu de seconder ses efforts, tu retenais le mal au passage; puis la maladie, rentrée, exerçait mille ravages dans tous les points de mon corps. Tu oublies le monstre pour ne plus songer qu'à ses cruelles morsures, auxquelles ta vaine science s'infatue à donner mille noms imbécilles. Désormais, tu délaisses le principal pour l'accessoire. Que t'importe, à toi, la cause de mes blessures sans cesse renaissantes, pourvu que tu aies toujours des pansements à faire? Je ne sonde pas l'intention; mais tu perds le fil de la vérité, tu tombes dans un abîme d'erreurs et de contradictions. Qu'on te demande maintenant: « Qu'est-ce que la maladie? » tu réponds: « Je n'en sais rien. » — Sa cause, sa nature? — « Je l'ignore; qui peut donc le savoir? » Mais moi, simple enfant de la nature, je le sais; et il n'y a plus maintenant que ta science aveugle et orgueilleuse capable de les nier.

Il est vrai que tu fais miroiter encore aux yeux de l'ignorance de prétendus progrès scientifiques. Où mènent donc tes progrès? Ils conduisent tout simplement à reculons. Voilà bien les dignes fruits de ta science négative! Nous les montrerons tous au grand jour de l'examen, au moment voulu.

Je ne suis plus un enfant; je saurai désormais faire justice de ton vain et docte étalage scientifique, de tes parades à énumérer mes souffrances par de grands mots creux, de ton habileté à les distinguer entre elles, à les classer, à me dire, à moi qui les éprouve, comment je les ressens; enfin, à me trouver de nouveaux palliatifs, mais jamais que des palliatifs.

Mais trouver le remède qui guérit radicalement, qui prévient toutes les maladies, qui vous apporte une assurance contre les infirmités de la vieillesse et un brevet de longévité, c'est pour toi, ô tutrice invalide de ma santé, un mythe, un rêve, une utopie! Médecine maladroite! accuse ton ignorance et ton incapacité : il suffit, pour cela, de chasser de mon corps le monstre qui me dévore depuis si longtemps, et de ne plus laisser s'accumuler les matières impures qui forment les issues par lesquelles il peut y rentrer.

Vainement veux-tu encore m'éblouir avec des sciences d'emprunt pour ressaisir un prestige usurpé. Que sont tes princes et tes célébrités, grands savants et pauvres médecins ? Ils sont des valets qui commandent au logis de leur maître. Le maître, c'est le génie médical; l'esclave, c'est la science : le premier fait le vrai médecin, la seconde le singe et le défigure. La science ne se rend utile qu'en suivant humblement les inspirations du génie.

Tes théories, tes systèmes, tes doctrines, contradictions vivantes, renouvellent la tour de Babel; et ton jargon, la confusion des langues.

Ouvre ta robe parsemée de palmes académiques, ô docte médecine! et regarde bien, qu'y a-t-il dessous ? Formes sans harmonie, intelligence sans le bon sens commun, cœur sans amour, âme sans Dieu et sans espérance, membres raidis dans de fausses positions; de la tête aux pieds, ou mieux de haut en bas de cette difformité : frémissements de colères et de rancunes; vie éteinte de l'indifférence, du doute, du scepticisme; puis, par intervalles, recrudescence d'excitation d'un cerveau fiévreux, affaissement; un souffle de sombre désespoir; voilà tout.

Heureusement, j'ai commencé ma guérison sans toi, je persévèrerai, contre toi, par l'épuration de mon corps et de mon sang, et par l'élimination des mauvais principes que tu y entretenais.

Nous venons d'entendre les plaintes de l'humanité.

Voici encore de formidables accusations dirigées contre la vieille médecine. Les morts eux-mêmes se dressent de leur tombe et se joignent aux vivants pour déposer leurs plaintes. — C'est une potion narcotique qui m'a jeté dans un sommeil éternel ! — C'est le poison convulsionnaire de la strychnine qui m'a tué ! — C'est un breuvage arsenical qui m'a jeté dans la fosse ! — C'est l'acide prussique qui m'a foudroyé ! — C'est un sel de mercure qui m'a calciné les os ! — C'est le sublimé corrosif qui m'a emporté à la fleur de l'âge ! — Moi, je suis mort de faim ! — Moi, d'eau froide jetée sur le crâne ! — Moi, d'une boisson glacée ! — Moi, de saignées coup sur coup! — Moi, je suis morte phthisique bien jeune, épuisée par des sangsues ! — Moi, parce que le médecin m'a traité au rebours de ma maladie ! — Moi, parce que j'ai été martyrisé par des moxas ! — Moi, par de grands vésicatoires ! — Tous, nous sommes morts avant l'âge; notre mort est l'œuvre d'une médecine qui n'a pas compris la vie, et moins encore la maladie.

J'arrête ces révélations de la tombe; elles ne tariraient pas.

C'est le tour des vivants qui se pressent devant l'instruction. Voilà toutes les périodes de la vie : la jeune mère épuisée par l'enfantement, avec la mamelle tarie par l'incurie médicale; l'enfance, avec le cortége de toutes les maladies arrivées au jeune âge, par l'ignorance de la vieille médecine; la jeunesse maladive, qu'il est si facile de faire croître dans la force de la santé; l'âge mûr déjà à l'état caduc, où devrait encore circuler la sève de la jeunesse; enfin, les vieillards infirmes, auxquels étaient dues les prérogatives de la santé jusqu'au terme de la vie marqué par la nature. — Et ces affections chroniques, puis ces difformités hideuses qui assiégent tous les âges; et ces maladies implacables qui vous surprennent et vous précipitent dans la nuit de la mort en quelques jours, en quelques heures; et cette agonie du mourant, surpris dans la force, opposant des résistances désespérées et vaincues au froid cadavérique !..,

Tous ces drames de la maladie, toutes ces horreurs de la mort anticipée qui frappent tous les âges, toutes les familles; voilà le fléau lamentable, permanent sur l'humanité haletante, que la médecine avait la sainte mission de conjurer.

Ces scènes affreuses de la mort arrivée avant l'âge, ces deuils et ces douleurs de la famille, des veuves et des orphelins, d'un enfant enlevé à sa mère, d'un fils arraché à son père, d'une épouse ravie à son mari, vous aviez, médecins, la grande et consolante mission d'en faire oublier jusqu'au souvenir à notre génération, vous pouviez le faire, c'était votre devoir. L'avez-vous fait ? Répondez et justifiez-vous, si vous pouvez.

La médecine régénérée vient en ce temps accomplir cette grande et consolante mission. Compléterez-vous votre œuvre par la plus coupable coalition contre elle ? Dressez-vous, si vous osez, contre cette vérité rédemptrice; mais, l'heure de son avénement a sonné.

Voilà que vous aggravez encore la situation. Vous ne guérissez pas, la preuve existe. La médecine naturelle guérit : vous prenez soin de le proclamer vous-mêmes par vos procès en dommages-intérêts. Ses guérisons sont vos vivantes condamnations, et c'est pour les faire disparaître que vous me persécutez.

Mais, malgré vous, la médecine régénérée vient tarir la source de toutes les maladies et rendre à la vie et à la nature tous leurs droits violés par la science aveugle des docteurs.

Pères et mères, éveillez votre attention sur ce grave sujet. Ce n'est pas un songe, c'est une réalité. Regardez bien, pour voir; écoutez bien, pour entendre. Reconnaissez le don libérateur qui vient vous délivrer du pouvoir lugubre de la maladie. Ce beau présent, c'est Dieu qui nous l'envoie !... Désormais, si vous souffrez, si vos enfants languissent, si la maladie les surprend, si la mort vous les ravit, écriez-vous dans votre désespoir : « C'est notre faute ! » car vous aurez refusé de recevoir la vérité qui vient les sauver en vous éclairant sur les pratiques funestes de la médecine classique.

TABLE DES MATIÈRES

DU GUIDE DU MALADE.

PREMIÈRE PARTIE.

Aperçus supplémentaires de la science médicale naturelle.

DEUXIÈME PARTIE.

Préceptes de la médication naturelle, instructions pratiques.

TROISIÈME PARTIE.

Pratique des traitements.

SOMMAIRE DE LA MÉDECINE ÉLIMINATIVE.

Exposé succinct de la doctrine, ou la vraie science médicale mise à la portée de toutes les
intelligences. — Observations personnelles. — Étude de la nature prise sur le fait. — Synthèse de la vie. — Anatomie du corps vivant. — Actes de la vie organique. — Principaux
organes et grands appareils de la vie. — Digestion. — Circulation, respiration. — Mystères
de la nutrition dévoilés. — Causes certaines et uniques de la maladie dans le trouble des
fonctions physiologiques de l'élimination nutritive. — Origine du mal. — La santé et la maladie connues dans leur essence même. — Enseignement de la nature et de la vraie science :
soustraire les humeurs, conserver le sang, fortifier le corps. — Différence essentielle entre
la médecine éliminative et les traitements purgatifs comme on les pratique médicalement.
— Comment les agents curatifs de la nouvelle médication agissent sur l'économie. — Con-
clusions. — Du traitement général des maladies au point de vue de la médecine éliminative,
ou la médecine ramenée aux moyens et vœux de la nature. — De la médecine éliminative
dictée par le bon sens, attestée par les faits.

www.ingramcontent.com/pod-product-compliance
Ingram Content Group UK Ltd.
Pitfield, Milton Keynes, MK11 3LW, UK
UKHW022255070726
13613UKWH00005B/2306